PETIT TRAITÉ PRATIQUE

DU

CHOLÉRA-MORBUS

ASIATIQUE

OU

Résumé de l'Expérience dans les Epidémies de 1832 et 1854,

PAR

L.-N. GARNIER,

Médecin à Larzicourt (Marne).

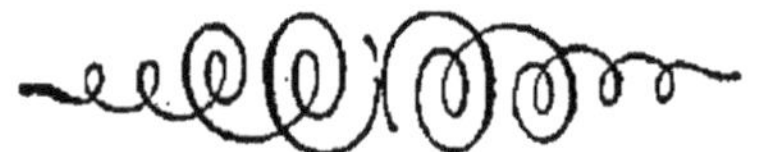

VITRY,

Imprimerie de F.-V. BITSCH, grande rue de Vaux, 23.

1861.

BUT ET AVANT-PROPOS.

Déjà trois fois depuis 1830, ce fléau, qu'on appelle le Choléra, sorti du fond de l'Asie, est venu parcourir et effrayer toute l'Europe, en y faisant un très-grand nombre de victimes; et malgré toutes les recherches, tous les travaux et tous les essais des médecins, aucun n'a encore trouvé, ou du moins publié, un traitement un peu rationnel contre cette maladie; et le peu de petits écrits qui ont paru se bornaient à vanter tels ou tels remèdes; mais sans règles pour leur administration et sans preuves de leur efficacité. Il y a bien quelques traités savants et bien raisonnés; mais les auteurs ne se sont point arrêtés à un traitement fixe et auquel ils aient eux-mêmes confiance. Aussi, lors de la dernière invasion, les praticiens se trouvaient encore dans le même embarras et réduits à la même inertie que lors de la première apparition.

Par ces motifs, et malgré mon obscure position de petit médecin de campagne, mais fort de mon observation, ai-je osé publier ce petit ouvrage qui sera, j'en suis certain, s'il est écouté et si ma méthode est appliquée dans toute sa simple rigueur, il sera, dis-je, très-utile à l'humanité, dans le cas où de nouvelles épidémies viendraient nous visiter; et ma plus douce récompense serait d'avoir contribué à conjurer les effets terribles du fléau qui ravage successivement toutes les parties du globe.

Le Choléra, d'après ma manière de voir et d'agir, ne doit plus être considéré comme effrayant qu'à cause de sa nature essentiellement et au suprême degré épidémique: c'est-à-dire attaquant un grand nombre de personnes dans peu de temps et dans le même pays. On peut le traiter avec autant de rationalité que les maladies les plus ordinaires et les plus anciennement connues, telles que les pleurésies, les péripneumonies; je dirais presque les fièvres intermittentes; et avec bien plus de succès que la fièvre typhoïde, qui, elle aussi, fait toujours le désespoir des médecins qui pourtant la connaissent depuis l'origine de la médecine.

Mon ouvrage est tout pratique; j'ai évité d'y avancer aucune idée théorique, aucune hypothèse, je n'ai fait qu'exposer et raconter le résultat de mon expérience.

Lorsque j'eus la première idée d'écrire cet opuscule, c'était à la fin de l'épidémie de 1854; alors, il eût été de bien peu d'utilité : on dira qu'aujourd'hui, quand nous n'avons plus, depuis plusieurs années, aucun cas de Choléra asiatique bien caractérisé, mon ouvrage est encore plus inopportun; mais qui peut nous dire que cette terrible maladie ne nous reviendra pas une quatrième fois comme elle nous est revenue une troisième fois? et d'ailleurs, n'existe-t-elle pas toujours en Asie, son pays natal, où les armées anglo-indiennes en sont les tristes témoins; et dans ce pays, mon traitement ne peut-il pas aussi y être avantageusement employé? les habitants de ces contrées ne méritent-ils pas aussi tout notre intérêt?

Confiant dans ma méthode, fort des nombreuses guérisons que j'ai obtenues dans les cas les plus graves; et voyant qu'il n'y en a aucune autre de publiée jusqu'à ce jour, je me crois en conscience obligé de la faire connaître. Je suis vieux, et si j'attendais l'apparition d'une nouvelle épidémie, je pourrais fort bien ne plus y être (car les vieux meurent comme les jeunes) et mon travail serait perdu pour l'humanité.

Je viens donc offrir le produit de mon expérience, non-seulement aux médecins, mais à tout le monde; car ma méthode de traitement est si simple et si facile que je puis dire: elle est tout-à-fait populaire. Aussi, mon ouvrage sera-t-il autant à l'usage du public que des médecins; il peut être mis entre les mains de tout le monde; de même que mon traitement peut être exécuté par toute personne intelligente; et il se trouvera, dans tous les villages, des personnes capables de le diriger, soit pour elles-mêmes, soit pour d'autres.

En 1855, j'avais communiqué mon manuscrit au professeur Trousseau qui a eu la bonté de le bien accueillir et m'avait engagé à le publier. D'après l'avis de ce médecin célèbre, je m'étais adressé au directeur d'un journal de médecine: la *Gazette des Hôpitaux,* en le priant de l'insérer dans ses colonnes; mais malgré toute la volonté possible, il n'a pu y insérer qu'une très-courte et très-imparfaite analyse (nº du 10 novembre 1855). En même temps, M. Trousseau voulait bien faire des expériences à l'hôpital de l'Hôtel-Dieu, sur quelques cas de Choléra qui paraissaient encore de temps en temps dans cet hôpital; mais alors, ces cas de Choléra que j'ai pu voir moi-même, étant à Paris dans ce moment, n'étaient plus assez graves ni assez francs pour pouvoir bien conclure de l'efficacité de ma méthode.

Larzicourt, février 1860.

Sentant l'imperfection de mon ouvrage, j'ai toujours hésité jusqu'à présent à le publier; mais enfin, la certitude de faire le bien l'a emporté sur la timidité; et je me suis décidé à le faire paraître.

Février 1861.

GARNIER,

Médecin.

PETIT TRAITÉ PRATIQUE

DU

CHOLÉRA-MORBUS ASIATIQUE.

DÉFINITION.

Le choléra-morbus asiatique est une maladie épidémique et contagieuse ou au moins transmissible par infection. Elle est caractérisée par une sécrétion séreuse très-abondante sur la membrane muqueuse gastro-intestinale, laquelle sécrétion se manifeste par une diarrhée et des vomissements d'un liquide ressemblant à de l'eau de riz ou à du petit lait ; ils sont tellement abondants dans les cas graves que, si l'on ne peut les arrêter promptement, en peu de temps, le sang perd toute sa sérosité, et étant réduit au caillot, il ne peut plus circuler : alors arrivent tous les symptômes effrayants de l'algidité, de la cyanose et de l'asphyxie ; puis, presque toujours la mort dans la pratique ordinaire; mais heureusement, il n'en sera pas ainsi avec mon traitement.

Je divise le choléra en cinq périodes ou degrés:

1re Période ou 1er Degré. — Diarrhée légère avec borborygmes, et peu ou point de coliques (en temps d'épidémie cholérique, toute diarrhée doit être suspecte et considérée comme un premier degré de choléra). Cette période peut durer un ou plusieurs jours ou seulement quelques instants pour se confondre avec la période suivante.

2e Période ou 2e Degré. — La diarrhée est plus abondante et plus liquide, mais encore mêlée de matières fécales ou bilieuses; les malades ne sentent toujours que peu ou point de douleurs; ils éprouvent, au contraire, une certaine satisfaction traîtresse qui leur donne une sécurité pernicieuse, leur fait négliger les précautions les plus simples et tout d'abord celle d'appeler un médecin. Cette période ne dure ordinairement que peu de temps, et si l'on n'y porte immédiatement remède, la maladie ne tarde pas à arriver à la période suivante.

3e Période ou 3e Degré. — La diarrhée devient tout-à-fait séreuse et caractéristique: c'est le choléra déclaré. Les selles sont abondantes et ressemblent à de l'eau de riz ou à du petit lait:

quelquefois même elles sont claires et limpides comme de l'eau. Quelques personnes vomissent, d'abord les aliments qu'elles ont pris, puis de la sérosité ; d'autres souffrent déjà de crampes aux mollets ; le pouls faiblit et la chaleur du corps diminue ; la soif devient ardente, le malade se sent défaillir ; et pourtant, s'il n'est pas prévenu par des exemples ou s'il n'est arrêté par l'avis du médecin qui connaît son état, il conserve toujours la même sécurité ; il continue son genre de vie ordinaire jusqu'à ce qu'il soit tout-à-fait épuisé et qu'arrive enfin la quatrième et terrible période.

Quelquefois toutes ces phases se confondent au point que cette quatrième période dont nous allons parler arrive comme d'*emblée ;* c'est ce qu'on peut appeler le *choléra foudroyant.*

4e *Période ou* 4e *Degré.* — Tout le peuple et même beaucoup de médecins considèrent cette période comme étant le début du choléra, et ne regardent les premiers symptômes que comme des préludes ou une disposition à la maladie, ou mieux ce qu'ils nomment la *cholérine.*

Cette période ou choléra algide, cyanosique, asphyxique, se déclare lorsqu'on n'est pas arrivé à temps ou que l'on n'a pu arrêter la diarrhée et la sécrétion gastro-intestinales. Alors on voit se manifester tous les symptômes du choléra asiatique ; la diarrhée séreuse continue (1) ; dans quelques cas, il n'y a point ou presque point de diarrhée ; mais la sécrétion n'en a pas moins lieu, et l'intestin se laisse emplir de sérosité ; c'est ce qu'on pourrait appeler le *choléra interne*. Les vomissements aqueux sont fréquents et abondants ; la soif est inextinguible et tellement impérieuse, qu'on a vu des malades, à qui on refusait des boissons, chercher à apaiser leur soif dans le bassin même où ils avaient vomi, et, chose incroyable, dans celui où d'autres venaient de vomir.... Le pouls est très-petit, et le plus souvent même insensible à l'artère radiale ; on ne peut le sentir qu'aux plus gros troncs artériels. La peau est froide, humide et comme macérée ; elle a une couleur plombée ou bleuâtre ; chez les sujets à peau fine et blanche, elle était tout-à-fait bleue ; elle conserve le pli formé en la pinçant. Tout le corps est amaigri, la face est cadavérique ; les yeux sont enfoncés profondément dans leurs orbites ; les narines paraissent remplies de poussière ; l'haleine est froide ; la langue froide et humide ; la voix éteinte ; la respiration très-pénible et comme

(1) Dans la plupart des cas que j'ai vus suivis de la mort, les déjections, en dernier lieu, étaient semblables, pour la couleur et la consistance, à de la lie de vin rouge ; je pourrais même ajouter que tous ceux que j'ai vu mourrir ont présenté cette particularité, de même que tous ceux chez lesquels je l'ai observée, sont morts.

si la poitrine était serrée dans une presse ; le malade éprouve du malaise, de l'anxiété et une agitation considérable. Le ventre est le plus souvent rétracté; il y a suppression complète de l'urine. Le malade souffre de crampes violentes dans les mollets et ailleurs.

Cette période dure ordinairement plusieurs heures, et se termine ou par la mort qui peut arriver en une ou deux heures, et même moins, ou par la réaction que l'on obtient au bout de quelques heures, et qui quelquefois se fait attendre vingt, trente heures et plus.

5e *Période ou Réaction.* — Pour la plupart des médecins, cette période, dans les cas graves, est le commencement d'une nouvelle maladie et d'un tout autre genre, mais non moins dangereux ; pour moi, c'est le commencement de la convalescence : j'affirme cela, parce que tous ceux de mes malades qui sont arrivés à cette période sont guéris.

La diarrhée cesse ou devient bilieuse avec quelques coliques et des épreintes ; le vomissement continue, mais moins fréquent et moins abondant ; il devient bilieux, jaune ou verdâtre. Le pouls reparaît, toutes les parties du corps se réchauffent ; la peau reprend une couleur rosée, pour devenir bientôt d'un rouge vif et d'autant plus prononcé que la cyanose ou couleur bleue a été plus forte. La soif est toujours insatiable; le pouls, de petit, devient gros et dur; le cœur bat avec une force extraordinaire. Le malade est toujours agité et inquiet; il a souvent un hoquet très-fort et très-fatigant, pouvant durer plusieurs jours. La respiration est parfois encore très-gênée; il existe presque toujours un point de côté, ou même un sentiment de *barre* à travers la poitrine. Le sommeil est quelquefois bon et tranquille; mais le plus souvent il y a insomnie ou assoupissement. Enfin, si l'on n'emploie pas à temps les moyens que nous indiquerons plus loin, arrivent tous les symptômes les plus graves de la fièvre typhoïde cérébrale, et le malade meurt le plus souvent au bout de peu de jours. Dans les cas rares, où il guérit, il a une convalescence longue et pénible : c'est ainsi que se passent les choses dans la pratique ordinaire.

Si, au contraire, le malade reçoit les soins convenables, tels que ceux que j'indique et que j'ai employés, il en résulte des conséquences bien différentes; dès le commencement de la réaction, quelques cuillerées de bouillon peuvent être prises et digérées. Dans la deuxième journée, on peut donner des aliments plus so-solides : un sommeil bienfaisant vient réparer les forces épuisées du malade; l'agitation a disparu; le cours des urines se rétablit, sans qu'on doive s'en occuper dans la plupart des cas; les parties de la peau où les sinapismes ont séjourné se convertissent en vésicatoires supurants, mais de bonne qualité. Enfin, les malades sont bientôt en bonne voie de guérison; ainsi, j'en ai vu beaucoup qui ont éprouvé l'état algide et cyanosé, qui sont restés sans pouls et sans chaleur pendant huit, dix, douze heures et plus, et qui ont pu reprendre leurs travaux après huit jours de convalescence.

CAUSES.

1° Spéciales, prochaines ou épidémiques. — Des observations faites par les savants les plus distingués de l'Europe n'ont amené aucune explication satisfaisante. La cause première du choléra nous est jusqu'ici inconnue.

2° Prédisposantes. — On peut citer : l'abus et l'excès du travail, des boissons vineuses et surtout alcooliques, des plaisirs de Vénus et tous les débilitants; et surtout la misère, les privations, les saignées et purgations intempestives, etc.

3° Déterminantes. — La fatigue, le refroidissement, une indigestion, la contagion par le contact des malades ou morts de l'épidémie ou par le séjour prolongé dans leur appartement et surtout dans leur lit, etc.

INDICATIONS THÉRAPEUTIQUES.

1° La sécrétion séreuse gastro-intestinale surabondante étant toute la maladie, il faut se hâter de l'arrêter si l'on est appelé pendant les premières périodes.

2° Si l'on n'a pu arrêter la diarrhée ou qu'on ne soit pas arrivé à temps et qu'on se trouve en face de la période algide, la première indication est toujours d'insister pour arrêter cette diarrhée ou la sécrétion gastro-intestinale ; puis, de rétablir, aussitôt que possible, la circulation du sang et la chaleur.

3° Enfin, on s'attachera toujours à réparer le plus vite possible les pertes considérables qu'a faites le malade, afin d'éviter les accidents typhoïdiques qui arriveraient sans faute à la suite des cas graves ; et qui seraient le résultat de l'abstinence des boissons et des aliments.

TRAITEMENT.

1° *Traitement prophylactique ou préservatif.* — Observer les règles générales de l'hygiène, sans trop changer ses habitudes. Ne se vêtir ni trop ni trop peu ; éviter autant que possible de trop s'échauffer et surtout de passer rapidement du chaud au froid ; ne point boire très-froid ayant chaud ; dans le temps des chaleurs, ne point boire trop abondamment et surtout ne guère boire d'eau pure, mais y ajouter toujours un peu de vin, de vinaigre ou mieux un peu d'eau-de-vie; on pourrait aussi avantageusement aciduler l'eau avec un peu d'eau de Rabel, à la dose de deux grammes par litre (1). Manger un peu moins que d'habitude et manger les aliments que l'on digère le mieux habituellement. On évitera l'usage immodéré des boissons vineuses et alcooliques et des plaisirs de Vénus. Ne point séjourner longtemps dans les appartements où il y a des malades ou des morts du choléra; et si l'on est obligé d'y rester, on devra sortir souvent afin de changer d'air; renouveler celui de la chambre du malade soit par un feu clair et flambant, soit en ouvrant les portes et les fenêtres, quand la température le permet. Voilà les précautions les plus sages que chacun devra adopter en temps d'épidémie cholérique.

J'ai remarqué que les personnes qui avaient pris du sulfate de quinine contre des accès de fièvre intermittente, n'avaient ressenti aucune atteinte du choléra, quoiqu'habitant les localités envahies par l'épidémie; cette remarque, qui ne

(1) Quelques personnes, vivant au milieu des malades et leur donnant des soins de tous les instants, buvaient de cette limonade qui, ayant la vertu de guérir, disaient-elles, devait avoir celle de préserver. En effet, ces personnes n'ont éprouvé aucune atteinte de l'épidémie, tandis que tout, autour d'elles, était malade ou mourant.

m'a pas présenté une seule exception, me porte à croire que le sulfate de quinine serait un préservatif efficace.

2o *Traitement curatif.* — Ce traitement doit être réglé selon la période à laquelle on trouve la maladie, lorsqu'on arrive auprès du malade.

Dans la première période, où nous avons dit que la diarrhée est simple et légère, on doit de suite se mettre au lit, s'entourer d'une *douce* chaleur et observer une diète sévère pendant trente ou trente-six heures ; si pourtant le besoin se faisait trop sentir, on devrait se contenter de quelques cuillerées de bon bouillon ou d'un peu de bon vin. La position horizontale, c'est-à-dire couchée, est très-importante dans cette période comme dans tout le cours de la madadie : dans la plupart de ces cas légers, aussitôt que l'on est couché, les coliques, les borborygmes et même la diarrhée cessent à l'instant, et se reproduisent si l'on reprend la position verticale, c'est-à-dire si l'on se tient levé. Très-peu de ces cas résistent à ces simples moyens que tout le monde peut employer sans avoir recours au médecin.

Traitement dans la 2e période ou 2e degré. — Lorsque la diarrhée est ou devient plus abondante et plus liquide, il faut, en se mettant au lit, prendre une tasse de bon vin généreux, chaud et sucré ; et répéter ce moyen, si au bout d'une heure et demie ou deux heures, la diarrhée continue. Il est rare que ce moyen-là seul n'arrête pas la diarrhée et par conséquent ne prévienne les symptômes plus graves.

Dans la 3e période où les évacuations sont abondantes, séreuses et caractéristiques, c'est-à-dire ressemblant à de l'eau de riz ou à du petit lait, il est très-pressant d'arrêter cette diarrhée : il faut insister sur les moyens ordonnés pour la période précédente, et, en même temps, faire prendre au malade un lavement *froid* avec la *limonade à l'eau de Rabel.*

Voici comment je compose cette limonade :

L'eau de Rabel étant ainsi formulée :

Acide sulfurique concentré. . 1 partie.
Alcool rectifié. . . . . 2 parties.

(Ces proportions s'entendent au poids).

Mêlez et agitez dans un flacon bouché à l'émeri ; en l'agitant, il convient de lâcher de temps en temps le bouchon afin de laisser échapper l'effervescence et la vapeur produites par la chaleur qui se dégage par le mélange.

(Conserver dans ce même flacon).

Ma limonade se fait en mettant *cinq grammes* d'eau de Rabel dans un litre d'eau et agiter.

Pour plus de sûreté, je compose toujours l'eau de Rabel moi-même, et ne la confie jamais pure à personne; mais j'ai toujours à ma disposition de l'eau de Rabel diluée ou étendue ainsi : mettre cinquante grammes d'eau de Rabel dans un litre d'eau et bien agiter ; ce litre doit être soigneusement étiqueté ;

MODÈLE DE L'ÉTIQUETTE.

EAU DE RABEL DILUÉE :
50 grammes par litre.
POUR BOISSON : Demi-décilitre par litre ;
POUR LAVEMENT : Un décilitre par litre.

et je ne le confie encore qu'à des personnes sûres. Alors, pour lavement, il suffit de mettre un décilitre de cette eau dans un litre d'eau ; et pour boisson, un demi-décilitre par litre d'eau pure ou légèrement sucrée ; de sorte que chaque litre de boisson contient deux grammes et demi d'eau de Rabel. Cette boisson, ainsi préparée, doit être d'une légère et agréable acidité ; et malgré cela les malades ne la boivent pas encore avec autant de plaisir que l'eau pure ; pourtant il faut insister pour la faire boire de préférence.

Ces lavements étant d'une importance très-grande, et un de mes principaux moyens, je les administre presque toujours moi-même, ou je n'en charge que des personnes très-expérimentées; il convient d'avoir à sa disposition une seringue (seul instrument fidèle), contenant deux ou trois décilitres; cette dose suffit afin que le malade puisse plus facilement le conserver.

Si le malade a soif, on le laissera boire de notre limonade froide et étendue comme nous l'avons dit.

Si la diarrhée continue, il faut répéter le lavement d'heure en heure ou même plus souvent jusqu'à ce qu'elle soit arrêtée et le lavement conservé; très-souvent un seul suffit; rarement, il faut en donner plus de deux ou trois.

On doit aussi continuer l'usage du vin chaud comme dans la période précédente; il arrive quelquefois que ce vin est vomi, il n'en est pas moins salutaire et même alors la diarrhée arrête plus sûrement.

Si la diarrhée persiste ou que les intestins paraissent se remplir de liquide *(choléra interne)*, on peut augmenter la force de la limonade, et pour la boisson et pour le lavement. On peut aussi donner, au lieu de vin, du punch à la Menthe que je compose ainsi:

(*) Forte infusion de Menthe poivrée . .	2 parties.
Rhum de la Jamaïque	2 parties.
Sirop de sucre	1 partie.

(*) A défaut de Menthe, on pourrait employer le punch ordinaire au thé ou au café, c'est-à-dire le *Gloria;* ou bien, toujours le bon vin chaud. *(Note de l'auteur)*.

On le donnera à la dose d'un demi-décilitre ou un décilitre, chaud ou froid, suivant le goût du malade. On le répètera plusieurs fois et d'heure en heure et même plus souvent ; s'il est vomi, de même que le vin, il n'en est que plus salutaire ; c'est d'ailleurs le meilleur vomitif dans ce cas.

Presque tous les cas dans cette période guérissent par ces moyens.

Traitement dans la 4e période. — Lorsqu'on est appelé auprès du malade arrivé à ce grave état, on peut encore insister sur le vin généreux, chaud et sucré ; mais plutôt le punch que je viens de formuler. On devra satisfaire la soif du malade en lui laissant boire à volonté de la limonade à l'eau de Rabel dont nous avons parlé plus haut ; elle doit être bue aussi froide que possible, et à discrétion ; sans crainte de voir vomir, car, dans cette période, *plus on boit et plus on vomit, plus il y a de chances de guérison.*

Quelques malades, quoique buvant beaucoup, ne peuvent pas vomir ; il serait bon alors de provoquer le vomissement en chatouillant le gosier avec la barbe d'une plume ou tout autre corps semblable. J'ai regretté de ne pas avoir employé ce moyen chez plusieurs malades qui n'ont pu vomir, malgré l'emploi des vomitifs : ces malades sont morts. J'ai vu des malades boire quinze ou vingt litres et plus, de boisson froide, et vomir autant : ces malades ont tous guéri.

Il faut donner de demi-heure en demi-heure un demi-décilitre de notre punch, surtout aussitôt que le malade vient de vomir, parce qu'alors il y aura plus de raison de croire qu'il sera absorbé ou qu'il agira mieux sur les membranes de l'estomac pendant qu'il est vide.

Continuer les lavements froids à l'eau de Rabel jusqu'à ce que la diarrhée soit arrêtée ou qu'elle soit devenue bilieuse.

Il est essentiel, dans cette période, que le malade soit placé sur un lit ou plutôt sur un matelas, enveloppé de couvertures de laine au lieu de draps, s'il est possible ; que l'appartement soit vaste et bien aéré. On fera des frictions, soit sèches, soit alcooliques partout le corps et particulièrement le long de la colonne vertébrale ; des sinapismes y seront aussi appliqués ainsi que sur les extrémités ; on devra les répéter souvent, les changer de place après environ une demi-heure ou une heure au plus, parce que, si on les laissait plus longtemps, on serait exposé à voir des eschares à la place, lors qu'arrivera la réaction (1).

(1) A la fin de l'épidémie de 1854, j'ai fini par ne plus tourmenter mes malades par les frictions et les sinapismes ; et je n'obtenais pas moins une bonne réaction ; c'est-à-dire la guérison. *(Note de l'auteur).*

Avec ces seuls moyens, j'obtiens trois fois sur quatre, dans les cas les plus graves, une bonne réaction. Elle s'est souvent fait attendre plusieurs heures même jusque vingt-quatre heures et plus; mais il ne faut pas se décourager, ni désespérer; on doit continuer ces moyens jusqu'à ce qu'une bonne réaction soit arrivée ou que le malade soit mort, et ne jamais l'abandonner; car j'en ai vu revenir à la vie, desquels j'avais moi-même désespéré et qui avaient été jusqu'à trente heures sans chaleur et sans pouls; leurs extrémités avaient été tellement mortes, en quelque sorte, que les vingt ongles des pieds et des mains sont tombés pendant la convalescence pour être remplacés après la guérison; d'autres ont conservé de l'engourdissement et de l'insensibilité pendant longtemps dans ces parties.

Traitement dans la 5e période ou réaction. — Aussitôt la réaction bien prononcée, il faut s'occuper à réparer les ravages de la maladie et surtout la perte considérable de sérosité du sang; il suffirait, pour arriver à ce but, d'écouter l'instinct des malades, qui demandent toujours à boire; il faut, de même que dans la période précédente, leur en donner souvent, mais en moins grande quantité à la fois, afin de ne plus trop exciter les vomissements. Leur boisson consistera encore dans notre limonade à l'eau de Rabel, mais plus étendue d'eau et y ajouter pour chaque verre une cuillerée de vin de Bordeaux ou d'autre bon vin. Il ne faut pourtant pas craindre de voir les vomissements se répéter, car j'ai vu des malades avoir des envies telles, que, pour provoquer le vomissement, ils enfonçaient la main tout entière dans leur gosier, sans qu'il me fut possible de les en empêcher; quelques-uns d'entre eux répétaient ce mouvement continuellement pendant plusieurs jours, de sorte que leur main en était toute macérée; ce sont de ceux chez lesquels la période algide avait été la plus longue et la plus grave; c'est-à-dire huit, dix et même quinze heures sans chaleur et sans pouls; ces malades sont cependant *tous* guéris.

La violence des battements du cœur et des artères n'est point à craindre et ne nécessite aucunement les saignées. Il suffit de laisser boire froid et souvent, pour calmer cette fougue momentanée du sang.

Les coliques, les épreintes et le ténesme qui accompagnent la petite diarrhée bilieuse qu'on remarque souvent dans cette période, se calment facilement par de petits lavements émollients, faits soit à l'eau de son, soit à l'eau de riz, de gruau, de gomme, de guimauve ou toute autre du même genre.

La sécrétion de l'urine ayant été supprimée

pendant plusieurs jours, la vessie a quelquefois peine à reprendre ses fonctions habituelles, et j'ai été, dans ce cas, obligé de pratiquer le cathétérisme; mais le plus souvent et presque toujours ces fonctions se rétablissent d'elles-mêmes.

La couleur rouge de la face et de toute la peau, de même que l'oppression, le point de côté, le sentiment de barre à travers la poitrine et l'étouffement, symptômes presque toujours observés dans cette période, se calment également par l'usage de boissons froides et abondantes et, plus tard, par celui du bon bouillon, comme nous allons le dire.

Peu d'heures après que la réaction s'est nettement dessinée et que les vomissements se sont calmés, quand même ils n'auraient pas entièrement cessé, il faut donner un peu de bon bouillon de bœuf, chaud ou froid, suivant le goût du malade. Ce bouillon doit être fait avec la chair de bœuf et non avec la graisse ni les os; il doit aussi être bien consommé; il en sera donné seulement deux cuillerées à la fois toutes les deux heures; quand même le malade le vomirait ou qu'il éprouverait quelque répugnance pour cette nourriture, il faudrait toujours insister; l'estomac ne tardera pas à le supporter. Chez quelques malades qui n'ont pu avoir assez tôt du bouillon, sont arrivés tous les symptômes typhoïques; mais aussitôt qu'ils avaient pris du bouillon, ces accidents se calmaient. J'ai pourtant vu quelques malades, mais en petit nombre, qui n'ont pu le supporter; dans ce cas je l'ai remplacé avantageusement par un peu de pain trempé dans de l'eau et du vin sucré. Ordinairement au bout de vingt-quatre heures on peut augmenter la dose de bouillon et même y mettre bouillir un peu de pain que le malade pourra prendre.

Par cette légère et *précoce alimentation*, on évite *sûrement* cet état typhoïdique qui arrive si souvent et qui tue presque toujours plus ou moins rapidement les malades chez lesquels on n'a pas usé assez tôt de ce *précieux* moyen. Lors même qu'on a laissé arriver cet état, on peut encore le guérir par l'alimentation modérée.

L'oppression, le hoquet ne peuvent aucunement contre-indiquer cette alimentation; ces symptômes se calment, au contraire, sous son influence; dans quelques cas, le hoquet a cependant persisté et assez fatigué le malade pour que je dusse employer quelques moyens particuliers pour le calmer; ceux qui m'ont le mieux réussi sont : les applications d'eau froide sur la région de l'estomac et l'administration de quelques gouttes d'éther sur un peu de sucre.

Lorsqu'il y avait trop de chaleur et de sècheresse à la langue et que le bouillon et l'eau vineuse ne pouvaient absolument être supportés, j'ai réussi à calmer cette chaleur avec une boisson gommée, pour revenir bientôt au bouillon. J'ai aussi remarqué un bon résultat en donnant ou laissant prendre à plusieurs malades un peu de lait caillé ou de petit lait, qu'ils prenaient avec grand plaisir ; j'en ai vu notamment dans l'épidémie de 1832, en prendre des quantités considérables sans qu'il ne leur soit arrivé de mal ; au contraire cela m'a paru leur faire beaucoup de bien.

Par ces moyens, mes malades sont *tous* arrivés rapidement à une convalescence franche ; ils pouvaient au bout de trois ou quatre jours prendre une nourriture plus abondante et être tôt rétablis. J'en ai vu, et des plus malades, reprendre leurs travaux après huit ou dix jours.

EXPOSÉ HISTORIQUE

DE MA PRATIQUE

Dans les Epidémies cholériques de 1832 et 1854,

Pour servir de justification à la doctrine que j'ai avancée et à la méthode de traitement que j'ai suivie et qui m'a si bien réussi.

En 1830, lorsque le choléra asiatique faisait son entrée en Europe par la Russie et la Pologne, j'observais, dans ma clientèle, quelques cas de choléra-morbus présentant tous les symptômes du choléra asiatique *(moins la mort)*; diarrhée prodromique et séreuse; vomissements de la même nature; refroidissements, cyanose, crampes, etc. Dans deux de ces cas là, les opiacés qui réussissent si bien contre le choléra nostras ou sporadique n'ont produit que peu ou point d'effet; tandis que la limonade sulfurique a modifié favorablement et rapidement l'état de ces malades; une réaction salutaire survint et bientôt après le rétablissement complet. Un de ces malades qui n'avait pu avoir ma visite que quand les symptômes les plus graves avaient été apaisés, n'ayant pu satisfaire sa soif avec de l'eau pure, avait bu de l'eau vinaigrée en grande abondance; ce dernier a aussi été guéri rapidement et sans réaction fébrile.

A ce sujet, je viens de retrouver dans mes notes la suivante que j'avais relevée pour la communiquer à une réunion des médecins de l'arrondissement de Vitry-le-François, convoquée par M. le Sous-Préfet aussitôt l'apparition de l'épidémie de 1832 :

« CHOLÉRA-MORBUS SPORADIQUE RESSEMBLANT AU CHOLÉRA ASIATIQUE :

» *1re Observation.* — 30 juillet 1828, femme Guillemin, de Larzicourt : fièvre cholérique traitée par l'acide sulfurique étendu, pendant l'accès, puis sulfate de quinine dans l'intermittence : guérison.

» *2e Observation.* — Août 1829, Galtat-Dautel, à Rue-sur-Blaise : fièvre intermittente cholérique; le traitement des symptômes par les délayants et l'opium, peu d'effet; ensuite par l'acide sulfurique étendu (limonade sulfurique), bon effet bien marqué; dans l'intermittence, sulfate de quinine dissous par l'acide sulfurique : guérison rapide.

» *3e Observation.* — 18 octobre 1830, M. Aubertel (Eugène), de Larzicourt (Rue-sur-Blaise) : choléra très-analogue au choléra asiatique, traité par la limonade sulfurique, les lavements vinaigrés, les cataplasmes chauds sur le ventre et par l'application de la chaleur aux pieds : guérison rapide.

» 4e *Observation.* — 6 octobre 1830, Vautrin, à Matignicourt : choléra réunissant tous les symptômes du choléra asiatique, même traitement : guérison très-rapide.

» 5e *Observation.* — 18 mai 1831, Josse, à Ecollemont : mêmes symptômes que le choléra asiatique : guérison très-rapide avec l'eau vinaigrée prise en très-grande quantité.

» 6e *Observation.* — 19 août 1831, dame Ménissier-Delacour, de Larzicourt : fièvre tierce cholérique ; même vomissement, même déjection et même traitement : guérison rapide. »

En 1832, au mois d'avril, lorsque Paris seul encore en France était envahi par l'épidémie, deux jeunes gens de Norrois, qui habitaient la capitale, revinrent dans leur pays, fuyant la maladie, mais déjà atteints d'une légère affection diarrhéique qui n'eut pas de suites. Le lendemain de leur arrivée, une femme du village est prise, dans les champs, de tous les symptômes du choléra asiatique. Cette malade fut visitée et son état constaté par un docteur de Vitry, accompagné d'un jeune médecin arrivant de Paris où il avait déjà observé beaucoup de cas de choléra ; cette femme mourut dans la période algide. A cette nouvelle j'accourus dans cette commune qui est voisine de ma clientèle (deux lieues de ma résidence), et j'arrivai au même moment que plusieurs médecins de Vitry, parmi lesquels s'en trouvaient deux ayant vu des cholériques à Paris et ayant assisté à plusieurs autopsies des victimes de l'épidémie.

Ces médecins venaient constater ce cas et faire l'autopsie du cadavre; j'aidai à cette opération et j'y mis la main plus que d'autres. On crut pouvoir constater le choléra par cet examen cadavérique : d'abord, par la présence, dans l'estomac et l'intestin, d'une matière séreuse légèrement rosée; et surtout par un léger développement des glandes de Peyer (dès ce jour, je ne pouvais croire que l'état de ces *grains* fut la maladie, ainsi qu'on paraissait le croire alors); quant à la matière séreuse contenue dans les cavités digestives, j'assurai aux confrères présents que celles rendues par mes malades de 1830 et 1831 étaient absolument semblables; et que, par conséquent, je n'étais pas d'avis, comme ces Messieurs, de publier que notre pays était envahi par le choléra épidémique; je fis observer que ce cas pouvait être isolé, ainsi que ceux que j'avais observés. Malgré mon avis, l'alarme se répand dans la commune; aussi personne n'osa-t-il approcher du cadavre, ni pour l'ensevelir, ni pour le porter en terre, et il a fallu que moi, aidé des plus proches parents, j'ensevelisse la morte, la misse dans le cercueil, la portasse au cimetière et la descendisse dans la fosse, cérémonie à laquelle, à défaut de prêtre, le maire ne voulut assister que de très-loin.

La sécurité que j'étais parvenu à inspirer aux habitants par mes paroles et par ma conduite, n'a pas empêché que, quelques jours plus tard, d'autres cas se sont déclarés et que l'épidémie a été bien prononcée.

Dans ce temps là, je donnais des soins à une femme de Larzicourt atteinte d'une rétention d'urine. En rentrant de Norrois, j'allai faire une visite à cette malade et je la sondai ; la nuit suivante, elle fut prise du choléra asiatique et mourut le lendemain. Pendant son agonie, sa fille, qui la soignait, était aussi atteinte du choléra qui alla jusqu'à la cyanose ; mais celle-ci fut guérie sans réaction typhoïdique, après avoir bu des boissons acidulées et avoir beaucoup vomi.

A partir de ce moment, le choléra se répandit dans la commune et celles environnantes. D'abord les cas étaient épars ; mais au bout de quelques semaines, dans différentes communes, une grande partie des habitants étaient atteints plus ou moins gravement.

Au début de l'épidémie, je faisais comme tous les médecins, j'essayais un peu de tous les traitements qui nous étaient annoncés par les journaux et notamment par la *Gazette médicale*, qui avait pris le titre de journal spécial du choléra. Tous ces traitements, quoique nous venant des grands maîtres, ne réussissaient guère mieux les uns que les autres. Pourtant, je remarquai dès le principe que les toniques diffusibles, les boissons acidulées et surtout celles données en grande quantité, étaient plus favorables que les saignées, les opiacés et la privation de boissons. Je n'ai pas été longtemps non plus sans m'apercevoir que la diète prolongée dans la réaction favorisait les accidents typhoïques. Enfin, je m'étais arrêté à donner dans le principe de la maladie et surtout dans la période algide, du vin chaud ou du punch; et plus tard, d'après la pratique du docteur Ribes, aux Invalides, de la liqueur d'absinthe. Mais par-dessus tout, je laissais mes malades boire à volonté, en mettant à leur portée un seau d'eau légèrement acidulée avec le vinaigre, l'acide sulfurique ou tartrique, ou autre. Par ces moyens, j'ai guéri en 1832, proportionnellement, beaucoup plus de malades que les médecins des environs. Ainsi, dans cette épidémie qui a duré plus de trois mois, il y a eu dans ma clientèle au moins mille malades à tous les degrés; j'ai perdu environ le tiers des cas les plus graves, c'est-à-dire de ceux qui sont arrivés à la quatrième période ou cyanose bien caractérisée.

Depuis cette époque, j'ai répété à tous mes confrères qui ont bien voulu l'entendre, que j'avais guéri plus de cholériques avec du vin chaud et des boissons abondantes, qu'avec les saignées, les sangsues, la glace, l'opium, etc., ajoutant qu'ils en avaient beaucoup laissé mourir de soif pendant la quatrième et la cinquième période, et de faim pendant la réaction. Il est bien constant que j'en retirai plusieurs des mains de médecins célèbres, et, sans moi, ces malades seraient morts de faim, d'épuisement ou d'affection typhoïde, et que j'ai guéris au contraire en leur faisant prendre de la nourriture.

Dans cette épidémie de 1832, j'ai plusieurs fois comparé dans la même famille le traitement antiphlogistique avec le traitement tonique; c'est ce dernier qui a toujours eu l'avantage. Par exemple, le mari et la femme sont tous deux atteints du choléra qui arrive jusqu'à la cyanose. Je connaissais la femme pléthorique, et le mari, au contraire, cachectique. Chez la femme je pratique une saignée avec réserve toutefois et la laisse quelque temps à la diète après la réaction. Au mari, j'ordonne du vin chaud et bientôt des aliments. Ils guérissent tous deux, à la vérité; mais le mari, chez lequel l'espoir de guérison étais bien faible, en raison de sa constitution, a encore été rétabli beaucoup plus tôt que la femme. Il me serait facile de citer une infinité d'exemples du même genre.

En 1849, ma clientèle a été exempte de l'épidémie, un seul cas douteux a été observé.

Lors de l'invasion du choléra en 1854, M. le Sous-Préfet de l'arrondissement convoqua la commission hygiénique dont je faisais partie, dans le but de s'entendre sur les mesures préventives à prendre et sur le traitement qu'il serait bon de suivre.

Dans cette réunion, je répétai à mes collègues présents que, si j'avais à soigner des cholériques, je donnerais dès le principe, d'après mon expérience de 1832 : *du bon vin chaud et sucré ou toute autre boisson tonique diffusible ; puis, à volonté, des boissons froides légèrement acidulées et des aliments aussitôt la réaction.*

En effet, les deux premiers malades que j'ai eus à soigner ont été soumis à ce traitement, et, quoique je les aie trouvés dans l'état algide ou cyanosé le plus prononcé et le plus grave, ils ont été guéris. Cependant ils étaient dans la misère, manquant de tout, presque abandonnés et ne recevant, pour ainsi dire, de secours que de moi.

Voici la lettre que j'écrivais à M. le Sous-Préfet le 26 juin 1854, concernant ces deux malades :

« Monsieur le Sous-Préfet,

» Mes deux malades de Cloyes, que je n'ai
» pu faire entrer à l'hôpital, vont très-bien ; l'un
» est guéri ; l'autre en bonne voie de guérison.

» Voici le traitement que j'ai employé : dans
» la période algide, vin chaud et sinapismes,
» puis, limonade sulfurique à discrétion. Dans
» la réaction, j'ai suivi les indications théra-
» peutiques, mais surtout il faut revenir rapi-
» dement, quoique graduellement, à un régime
» analeptique. »

Plusieurs fois par semaine j'adressais un rapport à M. le Sous-Préfet et toujours lui répétais que je continuais mon même traitement, parfois très-légèrement modifié, tel, enfin, que je l'ai indiqué dans la première partie de cet opuscule et toujours avec le même succès.

Le 26 juillet 1854, j'adressais à mon vénérable patron, M. le docteur Cagnion, médecin des épidémies à Vitry-le-François, le traitement détaillé à peu près dans les mêmes termes que je l'ai donné dans la première partie.

Le 3 août, j'en envoyais aussi une copie à M. le Sous-Préfet en le priant de la communiquer au conseil hygiénique, dans une réunion à laquelle je n'ai pu me rendre. Mon avis n'a pas eu de partisans : on n'a pas cru à mes résultats, ou plutôt à mes malades.

Aussitôt l'apparition de l'épidémie dans mes communes en 1854, je me suis assuré que je trouverais dans chaque village, à ma disposition, du bon vin et une cuisine où il serait facile de préparer du bon bouillon ; de plus, que j'aurais ces précieuses ressources à toute heure. Je chargeais généralement les religieuses et institutrices de la préparation du bouillon et de sa distribution, ainsi que de celle du vin. Ces aliments n'étaient administrés que sur des bons dosés de moi ; j'avais, sous ce rapport, carte blanche des administrations municipales et des bureaux de bienfaisance.

Pendant les trois mois qu'a duré l'épidémie dans ma clientèle, mon traitement n'a pas varié et pourtant j'ai obtenu un succès *incroyable*, surtout pour les médecins, puisque la plupart sachant le peu de décès à constater dans ma circonscription, ont prétendu et cherché à faire croire que je n'avais pas eu de cholériques à soigner. Il leur eut pourtant été bien facile de s'en convaincre, en venant faire quelques visites dans mes communes ; mais ils trouvaient beaucoup plus simple de nier que de venir voir.

J'avais un bien grand désir de rencontrer quelques-uns de mes confrères chez les malades, mais je n'y pouvais parvenir. Etant seul dans ma circonscription, où j'avais tant à faire, je ne m'absentais jamais un seul instant, et ces Messieurs ne croyant pas que ma pratique méritât d'être vue, ne cherchaient pas à voir mes malades. Dans une commune voisine de ma clientèle pourtant, j'avais vu deux de mes confrères chez de leurs malades : je leur ai bien dit quelle était ma méthode ; j'ai même traité plusieurs malades qu'ils ont été à même d'observer ; mais ils ne l'ont pas suivie aussi exactement qu'ils y paraissaient décidés ; par exemple, ils n'ont pas abandonné complètement la saignée, les sangsues et le laudanum ; s'ils ont donné l'eau de Rabel, ils ne l'ont pas assez étendue d'eau, et surtout ils ne sont pas assez tôt et assez hardiment arrivés à l'alimentation après la réaction ; aussi ont-ils eu peu de succès.

Un jour, mais trop tard, car l'épidémie tirait sur sa fin, je fus en même temps que deux autres médecins, chez un de leurs malades, lequel avait été atteint jusqu'à la cyanose. Contre l'avis des deux docteurs, le garde-malade, qui connaissait un peu mon traitement, lui avait laissé boire déjà environ vingt litres d'eau froide, et le cholérique atteignait la période de la réaction. Son médecin ordinaire en avait désespéré, et dans ce moment encore, il ne voyait, ainsi que son confrère, qu'une bien faible chance de guérison.

Si ce malade était le mien, dis-je à ces Messieurs, je le déclarerais guéri, car tous ceux que j'ai vus arriver à cette période, et ils sont nombreux, *tous*, je le répète, ont été rapidement guéris. Mes confrères de me répondre: mais voyez donc ce pouls dur, ces battements de cœur énormes, cet étouffement. Il y a déjà congestion pulmonaire et bientôt arrivera la congestion cérébrale. Si l'on n'opère de suite une saignée ou si l'on ne met des sangsues d'abord à l'anus, puis derrière les oreilles, tous ces symptômes augmenteront. Si on laisse boire le malade, la diarrhée et les vomissements continueront et tout cela le tuera; tandis qu'avec des saignées, des vésicatoires à la base de la poitrine, des sinapismes, etc., on pourrait encore un peu espérer.

Je répondis: Si j'étais chargé de soigner ce malade, je n'aurais aucune de ces appréhensions, et je me garderais bien de lui faire une seule de vos prescriptions. Il boirait au contraire à discrétion de la limonade à l'eau de Rabel froide; dans quelques instants, j'y ajouterais un peu de bon vin et demain le malade prendrait du bouillon de bœuf consommé, puis des aliments un peu plus solides; enfin, avant huit jours, il travaillerait.

Le cholérique et ses parents se remirent entre mes mains, alors je répétai à mes deux confrères:

Hé bien ! Messieurs, mon malade est guéri. Ma prédiction a été en tout très-exacte.

Quelques médecins ont prétendu avoir employé ma méthode et sans succès ou avec peu de succès ; mais comment l'avaient-ils employée : c'était en la combinant avec les sangsues, le laudanum et autres médications. D'autres employaient l'eau de Rabel, mais sans poids ni mesure, et le plus souvent on laissait l'eau de Rabel pure à la disposition des particuliers qui l'employaient à tort et à travers ; aussi les malades refusaient-ils cette boisson, et se récriaient qu'on les avait empoisonnés et c'était peut-être vrai. Les pharmaciens ne devraient livrer l'eau de Rabel au public que diluée et très-soigneusement étiquetée, avec transcription de l'ordonnance. Voir le modèle d'étiquette que nous avons donné ci-devant à la première partie de notre ouvrage.

Je me suis fort mal trouvé des médecins auxiliaires que l'on avait envoyés dans quelques communes de ma clientèle. Avec toute la science, tout le zèle et la bonne volonté désirables, ils ne pouvaient que me contrarier ; ayant peine à se soumettre à ma méthode, ils modifiaient mon traitement suivant leur manière de voir ; aussi ont-ils été la cause involontaire, à la vérité, de la mort de plusieurs malades. Il en était de même et pis encore, des bonnes sœurs de charité qui, à leur dévouement, ont le malheur de joindre trop de soi-disant connaissances médicales. Je me suis vu obligé de prier M. le Sous-Préfet de retirer et ces médecins et ces religieuses, pour les employer ailleurs où ils pourraient peut-être rendre des services.

Je me trouvai beaucoup mieux de l'aide qui me fut donnée par MM. les curés de différentes paroisses et surtout par l'instituteur communal de ma résidence. Ces Messieurs, voyant les heureux résultats que j'obtenais, avaient une entière confiance dans mon traitement et appliquaient aveuglément mes prescriptions; ils étaient même arrivés à traiter avec succès des personnes qui avaient éprouvé tous les accidents cholériques, tant ma méthode est simple, facile, et, on peut le dire, populaire.

J'ai aussi trouvé de très-bons auxiliaires dans les parents intelligents et qui avaient en moi la plus grande confiance. C'était surtout pour l'alimentation précoce qui est instinctive chez le peuple des campagnes; car les habitants n'y craignent rien tant que la diète.

A la fin de l'épidémie, lorsque je fus un peu libre, j'ai parcouru quelques communes hors de ma clientèle; j'ai demandé partout à voir quelques cholériques guéris de cas graves......

ils étaient tous morts ! et si l'on a pu m'en citer un très-petit nombre de guéris, c'était de ceux qui n'avaient pas voulu suivre les avis de leurs médecins et qui surtout avaient bu abondamment et avaient pris de la nourriture aussitôt la réaction.

En visitant quelques malades en dehors de ma clientèle, j'ai trouvé chez un malade atteint du choléra au 3e degré, une boisson que le malade devait prendre par verre, de deux heures en deux heures ; le malade ne pouvait la boire et la refusait absolument, disant qu'elle lui brûlait la gorge et l'empoisonnait ; en effet, j'en ai goûté, elle piquait la langue et agaçait fortement les dents ; étant répandue sur le pavé, elle bouillonnait fortement : c'était une soi-disant *limonade sulfurique*, mais contenant de l'acide sans compte et sans mesure, et peut-être vingt fois la dose qu'il aurait fallu. Le médecin qui l'avait prescrite et composée est un des détracteurs de la limonade sulfurique, et qui disent l'avoir employée sans succès.

Voici quelques remarques particulières que j'ai eu occasion de faire pendant les deux épidémies de 1832 et 1854 :

La position menstruelle des femmes atteintes du choléra ne m'a pas paru le compliquer désavantageusement. Si les menstrues coulaient avant l'attaque, elles étaient supprimées pendant la période algide pour reparaître dans la réaction; ou, si elles étaient sur le point de paraître au début de la maladie, elles ne manquaient pas de venir dans la réaction; dans ce cas, la guérison était plus rapide.

L'état de grossesse ne m'a pas paru non plus être une complication dangereuse; cette particularité s'est présentée à moi à plusieurs reprises; et deux fois notamment: une femme était enceinte de quatre mois et demi et une autre de cinq mois; le choléra est arrivé chez toutes les deux à la période algide et cyanosée, avec une durée de plusieurs heures de tous les symptômes graves de cette période. Les deux malades ont été guéries et ont mené leur grossesse à terme; leurs enfants sont pleins de vie et l'une d'elles a même eu une couche double.

Les mêmes observations ont été faites sur les nourrices, dont un assez grand nombre ont eu le choléra; mais, pour ne parler que de celles où la maladie est arrivée à la cyanose, j'en ai soigné quatre qui toutes sont guéries. Le lait a disparu pendant l'attaque, et, chez une seule, il n'est pas revenu après la guérison.

J'ai dit à l'article du traitement prophylactique que le sulfate de quinine m'avait paru avoir une action préservative. Il est vrai que, dans la commune de Larzicourt, et surtout au village d'Arrigny, où la fièvre intermittente est endémique, cette maladie régnait même fortement en 1854 pendant l'épidémie cholérique (tandis qu'elle avait disparu en 1832). Alors, dans la crainte que l'affaiblissement causé au malade par cette fièvre ne le disposât au choléra, je me hâtais d'en couper les accès à son début, en administrant le sulfate de quinine, toujours dissous à l'aide de l'acide sulfurique. Pas un seul de ces malades n'a été atteint des symptômes cholériques, tandis que plusieurs autres qui avaient la fièvre et qui n'ont point pris de sulfate de quinine ont ressenti les effets de l'épidémie; alors le choléra avait un caractère intermittent ou au moins rémittent. Pour ces cas, le sulfate de quinine donné dans l'intervalle des accès a beaucoup contribué à guérir les malades.

Ces deux villages ont donné l'exemple de plusieurs cholériques qui ont été pris d'accès de fièvre pendant leur convalescence; alors reparaissaient tous les symptômes de l'épidémie, c'est-à-dire diarrhée et vomissements caractéristiques, cyanoses, crampes, etc.; mais le sulfate de quinine en triomphait facilement.

RÉSUMÉ.

Je crois avoir réduit le traitement pratique du choléra asiatique à sa plus simple expression et en avoir fait ce que l'on peut appeler un traitement populaire. Ce qui est le plus important et le plus satisfaisant pour moi, c'est que j'ai obtenu par cette méthode autant de guérisons qu'il est raisonnable d'en espérer.

Dans l'épidémie de 1854, j'ai guéri presque tous les malades qui, lors de ma première visite, n'étaient pas encore arrivés à la cyanose ou période algide ou asphyxique, et j'en ai guéri plus des trois quarts de ceux qui étaient arrivés à cette période.

Je n'ai, pour ainsi dire, perdu que ceux chez lesquels il n'y avait point de force de réaction, tels que des vieillards, des valétudinaires ou affectés de maladies chroniques, et encore beaucoup de ceux-là sont guéris. Je peux citer plusieurs vieillards de 75 à 78 ans, aussi des personnes débiles et cachectiques, qui étaient arrivées à la cyanose la plus prononcée.

Tous ceux chez lesquels la réaction s'est opérée sont guéris, et je n'en ai point perdu par l'état typhoïde.

Je n'ai fait ni saignée, ni application de sangsues.

Je n'ai donné aucune préparation opiacée ni en potion, ni en lavement.

Je n'ai donné ni vomitif, ni purgatif.

Je n'ai employé ni bains liquides ou de vapeur et n'ai point cherché, par aucuns moyens, à provoquer des sueurs abondantes.

J'ai donné dans les premières périodes du vin chaud, généreux et sucré.

Dans les quatrième et cinquième périodes, j'ai laissé *boire à discrétion* des boissons froides et acidulées et préférablement la limonade à l'eau de Rabel.

J'ai toujours et dans toutes les périodes arrêté la diarrhée au moyen de petits lavements froids de la même limonade.

Aussitôt la réaction, je revenais rapidement, mais graduellement et modérément, à une bonne alimentation, et de cette façon, j'évitais toujours les accidents typhoïdiques.

Ma pharmacopée était bien simple : de l'acide sulfurique et de l'alcool pour préparer l'eau de Rabel, du bon vin, du punch, de la farine de moutarde, du bon bouillon et de l'eau!!!

Et mes malades guérissaient.

Je crois devoir terminer en répétant que ma conviction intime est, malgré les dénégations d'un grand nombre de médecins, d'avoir obtenu des résultats assurés. Je dirai sans crainte que si les incrédules avaient expérimenté mon traitement par eux-mêmes, ils reviendraient de leurs doutes et n'hésiteraient plus à employer contre le choléra une pratique qui est appelée, je l'espère, à rendre un service immense à l'humanité.

Larzicourt, le 1er février 1861.

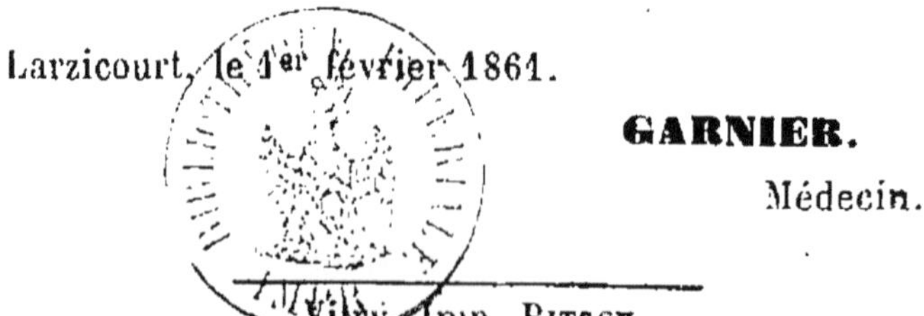

GARNIER.

Médecin.

Vitry, Imp. Bitsch.

www.ingramcontent.com/pod-product-compliance
Ingram Content Group UK Ltd.
Pitfield, Milton Keynes, MK11 3LW, UK
UKHW020440230726
13925UKWH00004B/1754